Helene Flöss: Dürre Jahre

Helene Flöss

Dürre Jahre

Erzählung

Haymon

Bibliografische Information:
Die Deutsche Bibliothek verzeichnet diese Publikation in der Deutschen Nationalbibliografie; detaillierte bibliografische Daten sind im Internet über http://dnb.ddb.de abrufbar.

4., auf die neue deutsche Rechtschreibung umgearbeitete Auflage 2007

www.haymonverlag.at

Umschlaggestaltung: Haymon Verlag/Benno Peter
Satz: Haymon Verlag/Thomas Auer

ISBN 978-3-85218-261-2

A LUI

Eine Kirsche für dich, Vater, eine für mich. Paarig. Die Paarige kommt übers Ohr. Kirschschmarren.
Sie wird den Grafenkindern Kirschschmarren kochen. Sie werden das nicht nachsprechen können, Kirschschmarren. Frittata di ciliegie. Zehn Deka Kirschen haben vierundsechzig Kalorien. Mit oder ohne Kern? Zehn Deka Äpfel fünfundfünfzig. Mit oder ohne Kernhaus? Aufrunden auf sechzig. Zur Sicherheit.
Dalis Apfeltag. La giornata delle mele.
Ma va, Dali, con questa giornata delle mele. Du mit deinem Apfeltag.
Sie arbeitet im Sommer als Kindermädchen in diesem alten Piemonteser Adelshaus. Grafen und Gräfinnen. Grafenkinder.
Gräfin wünscht?
Herr Graf möchten?
Nur die Kinder sind wie alle Kinder. Lieb und lästig.
Erster Blick am Morgen nach dem Wasser. Ein Meer wie Öl.
Wie viele Kilometer hast du gemacht, Dali?
Drei.
Einen unterschlägt sie.
Rote Fahne am Strand. Badeverbot. Baden auf eigene Gefahr. Dali schwimmt auf eigene Gefahr.

Die Klippen an der Küste. Was das Wasser für eine Gewalt hat.
Man schwimmt nicht *gegen* die Wellen, Dali, nur *mit* den Wellen, immer *mit* den Wellen.
Dali will kämpfen. Dali will bis zur Erschöpfung kraulen. Einen Kilometer muss sie schaffen. Bei jedem Wetter. Gischt bis zum Balkon der Villa. Sie muss die Wäsche abnehmen, die vom Sprühwasser nass wird.
Salve, ragazza, rufen die Radler, die auf dem Weg nach Camogli an ihr vorbeiflitzen.
Die spinnt, werden sie denken, rennt in der Mittagshitze auf diesem Küstenweg in der prallen Sonne. Das Mädchen beneidet die Radler um den kühlenden Fahrtwind.
Der Markt von Camogli. Fische, Gemüse, Obst. Reife, goldfarbene Marillen, glatzköpfige Pfirsiche. Und Bienenschwärme. Sie kann den Saft zwischen ihren Zähnen herausspritzen spüren.
Sie beißt in keine Frucht.
Gelateria al corso. Gelati, gelati, ruft der Mann hinter der Pudel. Fragola, cioccolato, pistacchio, limone.
Aber lass das doch, Dali, eine Villa am Meer ist kein Palazzo. Ob auf dem Terrazzoboden ein Staubkorn liegt, wen kümmert's.

Dali wischt täglich die steinernen Böden im Haus. Keller, Erdgeschoß, erster Stock, kehrt die Terrasse, putzt die raumhohen Fenster, wäscht. Sei troppo brava. Schaut euch die Dali an, Kinder. Wenn ihr in zehn Jahren nur halb so tüchtig wärt.
Eine Stunde bodenschrubben zweihundertvierzig Kalorien. Eine Stunde fensterputzen hundertachtundneunzig Kalorien. Eine Stunde mit Kindern spielen hundertvierzig Kalorien. Eine Stunde schwimmen, eine Stunde laufen, eine Stunde seilhüpfen.
Je intensiver und schneller Sie eine Tätigkeit ausüben, desto mehr Kalorien verbrauchen Sie. Das kann bis zum Fünffachen gehen, steht in der Nährwerttabelle. Also geht Dali bis zum Fünffachen. Beischlafen normal, eine halbe Stunde, fünfundsiebzig Kalorien. Beischlafen heftig, eine halbe Stunde, hundert Kalorien. Das fällt weg. Eine Scheibe Toastbrot, ein Paradeiser, Kaffee mit einem Tropfen Milch, Joghurt, ein Apfel, una manciata di riso, eine Salatgurke, una spaccatina, eine Handvoll Nudeln, ein Gefrorenes. Errechneter Grundumsatz plus verbrauchte Kalorien minus tausend. Macht ein Kilo Gewichtsverlust pro Woche.
Wie schön ist Gräfin Francesca. Der Inbegriff einer Gräfin. De la Foreste. Francesca De la Foreste. Gemei-

ßelte Zehen. Eine Wespentaille im Sari. Im Badeanzug eine Nixe.
Graf Roberto trägt seine Frau über die Stiege. Von Freitag bis Sonntag trägt er sie auf seinen Armen ins Schlafzimmer. Die anderen lachen. Wie ein verliebter Jüngling. Nach fünfzehn Jahren Ehe und drei Kindern.
Das Mädchen möchte von einem auf Händen getragen werden. Also wird es wie Francesca werden. Dünn und zart und feenhaft wie Francesca. Francesca das Vöglein. L'allodola o l'usignolo. Was ist Dali für ein Vogel mit einssechsundsiebzig und sechzig Kilo. Sie wird einer mit fünfzig Kilo werden. Ausgemacht.
Idealgewicht ist gleich Größe in Zentimetern minus hundert minus zwanzig Prozent. Macht sechzig Komma acht Kilo. Also hat sie achtzig Deka weniger als das Idealgewicht. Aber kein Vogelgewicht.
Che fisico meraviglioso ha la Dali. Was für ein schöner Körper.
Ciao, bella, sagen die Papagalli am Strand. Ei, ragazza, rufen die Bagnini. Was werden sie erst rufen, wenn Dali wie Francesca ist. Engel oder Dolcezza. Sie sucht nach den dünnen Baderinnen am Strand und wünscht sich, zu werden wie sie.

Der Gürtel der Jean wird um ein Loch verstellt. Ein Bauch wie ein Brett. Flach und hart. Die Jean so eng, dass sie im Schritt schneidet und die Schenkel walzenrund formt. Kugelpopo.
Ich habe keinen Hunger, Gräfin.
Danke, Gräfin, ich bin schon vom Kochen satt.

Mach uns wieder dieses lustige Gericht mit den Kirschen. Bitte, Dali.
K-i-r-s-c-h- -s-c-h-m-a-r-r-e-n, probiert es noch einmal.
G-i-a-s- -g-m-a-r-e-n. Va bene, va bene. Wer kommt seilhüpfen? Doch nicht nach dem Mittagessen. Nach dem Essen sollst du steh'n oder tausend Schritte geh'n.
Du schlägst uns ja doch immer.
Bei dreihundert hören wir auf. Versprochen.
Also dreihundert.
Dreihundert mit einem Bein, dreihundert mit zwei Beinen.
Betrug. Betrug. Das war nicht ausgemacht.
Wir spielen Springfangen. Alle vom Stein ins Wasser. Köpfeln. Ich warte auf euch. Ihr entkommt mir, wenn ihr euch aufs Land rettet. Gefangen. Jetzt bleibt Aline im Wasser und fängt uns.

Keuchendes Spiel. Hecheln wie ein Hund. Tot vor Müdigkeit. Bettschwer. Draußen das tosende Meer. Morgen geht es weiter.
Minus vier Kilo. Minus zwei Löcher im Jeansgürtel.
Giri gari gingele, der Pforrer hot a Hindele …
Die Kinder werden richtig ausgelassen mit Dali.
Danke, Contessa.
Gräfin Francesca schreibt jede Woche den Speisenplan in ein rotes Buch. Mit Datum. Mittag- und Abendessen. Für eine Familie aus sieben Personen. Aber was für eine Familie. Una famiglia di nobili. Schöne, vornehme Menschen. Sogar die Kinder nie unartig.
Wann darf ich den Giasgmaren dazuschreiben, Dali?
S' Hindele hoaßt Brandele, totsch af's Handele.
Was bist du für ein lebendiges Mädchen. Und wie du lachen kannst, Dali.
Ich tu's so gern, Contessa.
Ti stai consumando, ragazza.
Olivfarbene Francescahaut. Tiefbraune Dali. Che nera!
Eine Angurie auf den Tag verteilt. Zehn Muscheln. Zwei Äpfel. Mozzarella di buffala.
Gehen wir auf ein Eis, Dali.
Eine Granita ist doch kein Gelato, das ist Eiswasser mit Zitronengeschmack und einer Prise Zucker.

Una granita al limone, per favore.
Das Mädchen schleicht ins Badezimmer der Gräfin. Eine verstaubte Körperwaage unter dem Boiler. Fünfundfünfzig Kilo im Nachthemd. Dali küsst die Waage. Fünfundfünfzig.
Der bodenlange Zigeunerrock hat einen Gummibund. Sie spürt den Stoff nicht mehr auf der Taille. Zwei Finger haben dahinter Platz. Ob ihr der Sari von Gräfin Francesca passt. Luft anhalten. Gräfin Francesca misst einszweiundsechzig.
Sie wedelt mit den weißen Shorts, die sie dem Mädchen vom Markt mitgebracht hat.
Pass auf, dass man sie dir nicht wegschaut, wenn du sie in Genova trägst.

Am freien Tag in der Woche fährt Dali zuerst zum Schwimmen nach Rapallo oder Santa Margherita, dann bummelt sie durch Genova. Sie setzt sich den ganzen Tag nicht hin. Außer im Zug. Am Abend brennende Fußsohlen vom heißen Asphalt.
Sie kauft eine neue Jean. Die nämliche, die sie schon hat, Levis, nur eine Nummer kleiner.
Il mare consuma, sagt die Gräfin und hält ihre Kinder zum Essen an.

Dali, iss auch du. Orangenmarmelade, die ist wunderbar auf dem Toast, probier.
Dali streicht sich eine Scheibe, geht damit hinaus, ruft nach Aline, die schon ans Meer will, und lässt den Toast vom Balkon fallen.
Sie serviert Mittag- und Abendessen ins Freie. Es fehlt immer etwas. Dali geht dauernd hin und her, von der Küche zum Tisch unter den Pinien und wieder zurück und wird dabei den vollen Mund los. Sie bäckt Kuchen, österreichische Kuchen für die italienischen Kinder.
Ich nehme zu, lacht Gräfin Francesca und legt die Hand in die Höhlung ihres Magens.

Die RAI zeigt modernes Tanztheater. Auch wenn sie bleierne Lider hat, muss Dali sich das anschauen. Die mageren Mädchen und die Bewegung ihrer Körper.
Pina Bausch quält ihre Eleven, sagt die Gräfin, sie zwingt sie zum Fasten. Sie nimmt ihnen den Nudelteller weg und bestraft sie, wenn sie einen halben Kilo mehr wiegen als sie vorschreibt. Das ist eine Tortur.
Das Mädchen schaut auf die dünnen, flatternden Arme der Tänzerinnen, die dürren, langen Beine, die Rippenbögen und Schulterblätter. Beneidenswert. Vogelkörper.

Wie schön wird David sie finden. Vierundfünfzig Kilo. Modelfigur. Vierundfünfzig Kilo bei eins-sechsundsiebzig.

Du hast schon einen Freund, Dali? Du bist doch erst fünfzehn.
Sechzehn, Aline. Im September werde ich sechzehn.
Und er schreibt dir Liebesbriefe?
Natürlich.
Lass mich lesen!
Du verstehst kein Deutsch.
Che peccato! Was schreibt er?
Dass er sich nach mir sehnt.
Lies das auf Deutsch! Aimvé heißt also desiderio?
Nein, Heimweh heißt nostalgia.
Also hat er Heimweh nach dir oder Sehnsucht?
Beides.

Was wird deine Mutter sagen, Dali. Sie wird vermuten, wir hätten dich nicht gut behandelt.
Ach, Gräfin, ich liebe Sie.
Ich hoffe, Du isst jetzt wieder mehr, schreibt Gräfin Francesca. Sie schreibt dies auf eine offene Karte, die Mama liest.

Was hast du denn für Flausen? Schau, wie du aussiehst. So mager! Das soll schön sein? Eine Frau hat einen Busen, einen Popo und Schenkel.
Die Regel bleibt zum dritten Mal aus. Ist sie keine Frau mehr? Warum menstruiert sie nicht? Sie wird es David verheimlichen.
Vierundfünfzig Kilo. Mit Kleidern und Schuhen. Auf der Waage in der Apotheke.

In Sterzing sehen sie einander wieder. Ein finsterer Wald am Rand der Stadt.
Eine Decke in Davids Sportsack. Keine Schwammlsucher bei dieser Hitze.
Was du für einen Körper hast.
Salz macht die Haut glatt und das Haar schwer.
So braun. Und sportlich.
Schwimmen macht schön.

Hast du schon einen Orgasmus gehabt, Dali?
Ja, Iris.
Wie ist das?
So, dass du nie mehr darauf verzichten willst.
Ich glaube, ich habe auch einen gehabt, aber sicher bin ich mir nicht.

Wenn du einen gehabt hast, bist du sicher.
Dann war's keiner.
Eben.

Im Zug, der David und Dali von Sterzing nach Brixen bringt, geht sie aufs Klo.
Peinlich, ich menstruiere, David.
Nein, Dali, mein Mädchen, du bist kein Mädchen mehr.
Und ich habe nichts gespürt?

In Brixen gibt es kein Meer und ein eiskaltes Schwimmbadwasser. Sechzig Längen sind drei Kilometer. Nach einer Stunde bei neunzehn Grad bleiben die Füße einfach nicht mehr auf dem Pflaster. Das ist kein Zittern, sondern ein Hopsen. Bademantel, Handtuch, Wolljacke. Die Kälte sitzt innen. Kalt bis auf die Knochen.
Nach Sarns laufen. Den Eisack entlang. Weicher Boden. Daneben Spalieräpfel.
Daheim kocht Dali. Viel Gutes aus der Genoveser Küche. Die sollen alle essen, um sie herum, und sie wird ihnen zeigen, wie man hungert.

Alle Mitschülerinnen, die nicht in einem Heim untergebracht sind, wohnen zu zweit oder zu dritt bei privaten Vermietern. Nur Dali nicht. Dali wohnt allein. In Obermais bei Frau Boday. Mit Frühstück und Mittagessen. Preisgünstig.
Sie kann mit anderen nicht lernen. Dafür hat Mama Verständnis. Sie kann vor allem mit anderen nicht hungern. Das kommt Mama nicht in den Sinn.
Wie toll du ausschaust, Dali. So schlank. Du hast ja zehn Kilo weniger.
Schlank ist in. Dünn besser. Dürr ideal.
Dali hat acht Kilo weniger und ist krank. Der Magen. Sie hat's mit dem Magen.
Hätt' ich es nur auch mit dem Magen. Die dicke Carla kämpft gegen den Speck.
Wenn Dali weiterhungert, kann die Ausrede mit der anstrengenden Arbeit im Sommer nicht halten. Sie hat vor weiterzuhungern. Also ist sie krank. Kranksein ist die beste Lösung.
Wenn die wüssten, wie gesund ich bin.
Ich komme am Nachmittag zu dir zum Lernen, geht das?
Das geht nicht. Meine Wirtin mag keine Besucher im Haus.

Das lässt du dir gefallen?
Ich wohne billig.
Frau Boday ist der leutseligste Mensch von Obermais. Dreimal in der Woche trinken Nachbarinnen bei ihr Kaffee. Anfangs lädt sie auch das Mädchen ein. Nach drei, vier Absagen lässt sie es bleiben.

Schulanfangsfeier.
Ich hole dich ab, Dali. Wir marenden in dem Wirtshaus in deiner Straße.
Dali hat Magenkrämpfe.
Sie hört ihre Mitschülerinnen im Schanigarten zur Gitarre singen und sehnt sich nach deren Gesellschaft. Sie kann keine Kastanien essen, keine Nüsse, keine Kaminwurzen und kein Schüttelbrot. Sie lehnt sich aus dem Fenster.
Wenn sie nur dabei sein könnte. Und kaut an einem Achtel ihres Apfels. Nach der Schule zerschneidet sie einen Apfel in acht Teile und isst zur vollen Stunde einen Apfelmond. Um neun Uhr am Abend das letzte Möndchen.
Fräulein Dali, möchten Sie vielleicht eine Schale warmer Milch?
Danke nein, Frau Boday, ich habe gerade gegessen.

Immer hat sie gerade gegessen. In der Pause, wenn David zu Besuch da ist, beim Nachbarsbuben, dem sie Nachhilfe in Italienisch gibt.
Um eins läuft sie aus der Klasse.
Darf ich mit dir gehen?
Heute habe ich es eilig. Muss um halb zwei auf dem Sandplatz sein.
Wer mit Dali Schritt halten will, muss zügig ausgreifen.
Kannst du überhaupt langsam gehen? Kriechen macht mich nervös.

Sie lernt verbissen. Sie ist die Klassenbeste. Sie liest fünf Bücher, wenn zwei vorgeschrieben sind.
Zum Frühstück Tee und ein weiches Ei. Jeden Morgen stehen Gebäck, Butter, Honig, Brot auf dem Tisch. Den ganzen Winter lang.
Dali wartet auf das weiche Ei. Platzt es im Topf, jammert Frau Boday, weil Fräulein Dali warten muss. Sie legt ein zweites Ei ein.
Wenn Fräulein Dali schon nicht mehr isst als ein einziges Ei, muss es doch zumindest ganz sein.
Aber lassen Sie doch, Frau Boday, das macht ja nichts.

Vor Dalis Zimmer ein Khakibaum. Schöne, orangerote Früchte. Die Zungen darin – ein Genuss. Das Aushöhlen mit dem kleinen Löffel eine Lust. Wann wird sie wieder einen Khaki essen. Überhaupt dieser Meraner Herbst. Herbst und so viele Früchte und alles so üppig. Der grüne Zapfen oben auf der spröden Fruchthaut. Plopp.

Dali kommt von der Schule. Das Fenster ist noch offen. Ein milder Spätherbst. Und Dali friert. Mit achtundvierzig Kilo friert man sogar im Spätherbst.
Haben Sie kalt, Fräulein Dali?
Nein.
Sie sehen so verfroren aus.
Naturschnitzel mit Salat. Jeden Tag Naturschnitzel mit Salat. Oder Hühnerkeule oder Putenbrust. Alles Natur. Alles mager. Davor ein Consommé.
Frau Boday hat sich darauf eingestellt. Sie hat zu oft Gulasch und Geschnetzeltes, Schweinsbraten und Gebackenes wieder vom Tisch tragen müssen.
Forelle blau? Sie essen auch Forelle blau? Endlich ein Freitagsessen.
Forelle blau ist nicht Müllerin.
Keine braune Butter, bitte.

Was sie alles nicht verträgt … und könnte das Fett mit dem Löffel ausessen.
Im Teller bleibt immer etwas zurück. Der Kalorienrest, der nicht in die Kalkulation passt. Sie hat alle Kalorienwerte sämtlicher in Frage kommender Speisen im Kopf. Penibel ausgeführte Selektion der kalorienarmen Lebensmittel. Sie bekommen in der Nährwerttabelle einen roten Erlaubnispunkt.

David ist in Padova. An der Uni.
Du fehlst mir, Dali.
David fehlt ihr nicht. Ich liebe dich, David.
Geh zum Doktor, mein Herz.
Ich brauche keinen Doktor. Es geht mir gut.
Fünfhundert Kalorien Tagesration. Genug für Zwergpinscher, unglücklich Verliebte und Selbstmörder, steht auf der Kalorientabelle von Mirapront.
Alle Röcke tanzen um die Taille. Die Hosen auch. Sie stopft dicke Pullover in den Bund.
Der kälteste Winter ihres Lebens. Ihr ist weder beim Aufstehen warm noch beim Zubettgehen, nicht in der Klasse und nicht mit dem Rücken am Heizkörper. Sie fürchtet sich vor dem Schulweg, auf dem sie friert. Sie fürchtet sich vor der Pause, wo sie alle in den Hof

müssen. Sie fürchtet sich davor, dass Frau Boday das Fenster zu schließen vergessen haben könnte.
Sie lässt sich vom Turnunterricht abmelden. Sie schafft das nicht mehr. Nur noch das Gehen. Eine Stunde am Abend, dick vermummt, Pullover und Jacken und Schals, Wollstrümpfe und Socken drüber, Lodenhose und Mantel, Kappe und Fäustlinge. Was für eine Kälte.
Sie haben abstehenden Haarflaum auf den Wangen, Fräulein Dali, wie ein Vogel.
Jetzt ist sie also ein Vogel.
Zweiundvierzig Kilo. Einssechsundsiebzig und zweiundvierzig Kilo.
So viel zum Lernen, Mama.

Am Wochenende fahren alle Mitschülerinnen nach Hause. Sie futtern ausgiebig und decken sich mit Fresspaketen für den Rest der Woche ein. Für Dali sind die Besuche daheim eine Kraftprobe. Wird ihr Tagesrhythmus unterbrochen, ist das Hungern kaum durchzuhalten. In jeder geraden Stunde ein Apfelmöndchen, in jeder ungeraden einen halben Keks. Vollkorn. Zuckerfrei. Dafür braucht es einen eingeteilten Tag und keine Zuseher.

Den Mädchen aus ihrer Klasse verheimlicht sie, dass sie auch am Samstag und Sonntag in Meran bleibt. Entweder fährt sie mit einem späteren Zug, oder sie fährt zu David. Manchmal stimmt das auch.

David ist in Padova sehr allein. Und leidet. Dali wird immer weniger. Sie schlüpft beim Gehen dauernd aus den Schuhen. Sie sind zu groß geworden. Und sie verliert ihre Ringe. Sie fliegen von den dürren Fingern, wenn sie die Hände schlenkert.

Was hast du, Dali.

Ich habe nichts. Es geht mir gut.

Ihr Atem riecht schlecht. Nach Ammoniak. Sie haucht ins Taschentuch. Abscheulich. Chlorophylldragees. Grüner Zuckerguss. Wie viele Kalorien hat ein Chlorophylldragee? Sorbit. Zuckeraustauschstoff. Welch ein Glück.

Sie liegt in Davids Bett. Einmal hat sie gewusst, sie würde nie mehr auf das Glück verzichten können. Das Glück mit einem Mann.

David soll sie nur halten. Nur streicheln. Nur liebhaben. Sie kann nichts anderes mehr. Keinen Appetit. Keinen Appetit aufs Essen, keinen auf die Liebe, keinen aufs Leben. Halbtot.

Vater, deinem Dalileben geht es dreckig.
Einundvierzig Kilo. Wie lange hält man das durch?

Wir gehen in die neue Trattoria. Sie haben einen Spitzenkoch dort.
Dali isst auch in der neuen Trattoria nichts. In der neuen Trattoria mit den weißen Stoffservietten. Also spart sich der arme Student das teure Lokal. Sie gehen wieder in die Unimensa. Dort kommt das Hungern billiger.

Frau Boday fürchtet sich vor ihrer kranken Untermieterin. Und wenn sie die Schwindsucht hat? Oder sonst etwas Ansteckendes? Verlässt Dali die Toilette, geht Frau Boday mit der Lysoformflasche hinter ihr her. Sie wird ihr Bettzeug gesondert waschen. Doppelwaschgang. Neunziggradwäsche.
Neununddreißig Kilo.
Einssechsundsiebzig und neununddreißig Kilo.
Hunger zum Schreien.
Sie trinkt Tee. Drei Liter Tee am Tag. Tee bis der Bauch übergeht. Der Bauch lässt sich nicht betrügen.
Hunger. Tiefrot.
Kein Traum ohne Essen. Volle Teller. Sich biegende Tafeln. Das schlechte Gewissen im Traum. Was sie

da verbrochen hat. Beim Aufwachen der Speisengeschmack im Mund und die Erlösung in der Seele. Ein Traum. Gottlob, ein Traum. Nacht für Nacht die Essensträume. So bunt.

Unter dem Wäschestapel liegt der Endloszettel. Ein Zettel voller Zahlen.

Unterm Strich kommt jedes Mal siebenhundertvierzig heraus. Seit sie neununddreißig Kilo wiegt, ist sie von fünfhundert auf siebenhundertvierzig umgestiegen. Neben den Zahlen die Anfangsbuchstaben des Gegessenen. Die meisten Buchstaben und Zahlen wechseln nie. Nur das Mittagessen ist ein Störfaktor. Den Nachtisch, den sie von der Küche in ihr Zimmer mitnimmt – für später –, kippt sie später ins Klo. Sobald Frau Boday außer Haus ist.

Sobald Frau Boday außer Haus ist, stellt sie den Thermostat der Heizung auf dreißig Grad und öffnet in der Wohnung alle Fenster. Außer ihr Zimmerfenster. Sie friert. Sie friert auch bei dreißig Grad.

Schwindelgefühl. Schwächeanfall. Kälte. Hunger. Der Hunger ist ein Drache.

Zu Hause geht sie an Sonntagen in die Kirche. Bleibt sie in Meran, geht sie in die Samstag-Abend-Messe.

Da muss sie nicht zweimal außer Haus. Abendlauf und Kirche.
Wie viele Kalorien hat eine Hostie. Gäbe es noch Brot und Wein bei der Eucharistie, Dali würde die Kommunion ausfallen lassen.
Sie geht nicht mit Vera ins Kino. Sie schaut sich die Theateraufführung mit Greta nicht an. Sie setzt sich nicht ins Junge-Leute-Café unter den Lauben. Sie lässt sich nicht zum Fernsehen von Frau Boday ins Wohnzimmer bitten.
Die Klasse geht eislaufen. Dali ist krank. Die Klasse gibt einen Ball. Dali ist krank. Die Klasse fährt zur Betriebsbesichtigung. Dali ist krank.
Nur in der Schule fehlt sie nie. Das Jahr schließt sie mit Auszeichnung ab.
Trotz schwerer Krankheit keine einzige Absenz, sagt die Direktorin bei der Schlussfeier.
Wie gesund ich bin.

An Dali kommt niemand heran.
Die Hungermauer ist betoniert. Was über sie geredet wird, kümmert sie nicht. Sie schließt die Tür ihres Zimmers hinter sich ab und ist gerettet.
Und will von allen geliebt werden. Oder bemitleidet.

Oder bestaunt. Oder gefürchtet.
Nach David sehnt sie sich. Oder auch nicht.
Sie spürt nichts mehr. Oder nur mehr das, was ein Säugling spürt, der in den Arm genommen wird. Oder ein Hund.

David schämt sich ihrer. Man verlässt eine kranke Freundin nicht. Er fragt nicht, warum sie hungert.
Ich habe keinen Appetit, ist keine Antwort.
Es geht mir gut, David.
David soll aus ihrem Leben verschwinden. Dann wäre ihr Gewissen erlöst. Und David aus seinem Mitleid.

Lass mich in Ruhe, Mama.
Diese Spaziergänge sind eine Qual. Es zuckt in Dalis Beinen. Was ist das für eine Gangart, Schlendern.
Sie tritt auf Mamas Schatten. Stampft diesen Schatten in den Staub.
Spürst du das, Mama.
Auf denselben Wegen ist Mama mit Vater gegangen. Genauso qualvoll. Mama und Vater. Das ungleiche Paar. Comic-Hefte-Paar. Klein und rund neben groß und schlank. Und dieser gestreckte Arm, mit dem Mama in Vaters Ellbeuge gelangt hat.

Morgen gehen wir beide spazieren, Vater. Nur du und ich.

Was sagst du zu deiner Tochter, Vater. Einssechsundsiebzig und neununddreißig Kilo. Vielleicht würdest du deine Tochter füttern wie früher. Alles, was du am Samstagabend von Mama vorgesetzt bekamst, war köstlicher als das schönste Weihnachtsessen. Und immer hast du es mit deiner Dali geteilt.

Aber die Kinder haben ja schon zu Abend gegessen, Golo.

Dali eben nicht. Dali will von Vaters Teller essen, von seiner Gabel, von seinem Löffel. Noch, Dali?

Hm, Vater.

Aber verschwinden hättest du nicht dürfen vor drei Jahren. Mir einfach so wegsterben, Vater. Deinem Dalileben.

Im Grab dreht er sich um, sagt Mama. Wenn dich Vater sehen würde, so heruntergekommen.

So heruntergekommen. Das Haar hat keinen Heiligenschein mehr. Du mit deinem Heiligenschein, haben die Schwestern bei der gemeinsamen Haarwäsche gespottet. Blond, brünett, braun, die zu föhnenden Köpfe. Und die braune Dali hat diesen Glanz im Haar. Glanzkranz. Heiligenschein.

Spröde, trocken, strähnig. Es dünnt aus. Nach und nach.
Diese spitze Nase. Und viel zu groß. Plötzlich diese spitze, große Nase im geschrumpften Gesicht. Vogelgesicht. Der Haken in der Mitte. In der Mitte dieser Sapin.
Die Augen verschwinden im Kopf. Erloschener Blick. Gespreizte Glotzer. Vorstehende Backenknochen. Scharfe Kiefer- und Kinnkanten.
Totenfarbe. Leichenblässe.
Blutleerer Mund, schmal und verhärmt.
Flaum auf den Wangen, abstehend, Gänsehaut. Im Licht wie Schimmmelpilz.
Die blutenden Knöchel. Die Vogelscheuchengestalt auf wankenden Beinen schlägt mit den Absätzen der tanzenden Schuhe die dünne Haut von den Füßen.
Der Strumpf klebt am getrockneten Blut.
Das Loch zwischen den Beinen. Handbreit. Es formt mit den Schenkeln, den Brettern, ein scharfes, breites U.
Wuchtige Knie. Darunter überlange Füße wie Skier.
Die Hüfte eine Schaufel.
Hautfetzen, die sich abheben lassen, anstelle der Pobacken.

Oberarme wie Spazierstöcke, an den Achselknochen wie an Bocciakugeln aufgehängt.
Pfeilspitzen die Schulterblätter. Oder Kleiderhaken.
Rippenbögen wie ein seltsames Saiteninstrument.
Eigentlich müsste es einen hohlen Ton abgeben beim Drüberstreichen mit den Fingern.
Knabenbrüste.
Der Hals ein Fächer.
Anatomiestudienobjekt.
Skelettiert. Alles skelettiert.
Warum knarrt der Apparat beim Gehen nicht.

Sie hält das nicht mehr aus. Sie hält den Hunger einfach nicht mehr aus.
Keinen Appetit. Danke, Frau Boday. So satt. Gesund.
Ja, ich bin gesund.

An diesem Samstag wird sie essen. Nur an diesem Samstag. Siebenunddreißig Kilo. Neununddreißig würde sie schon noch ertragen. Wie viel kann man an einem einzigen Tag an Gewicht zunehmen?
Morgen ist Samstag. An diesem Samstag wird sie essen, so viel sie in ihren Mund stopfen kann. Bis der kleine Magen platzt. Bis sie zum Überlaufen voll ist.

Sie schläft schlecht in der Nacht von Freitag auf Samstag. Vorfreude. Sie wird nach Hause fahren und alle mit ihrer Fressorgie brüskieren.
Morgen, Vater, essen wir so richtig. Du und ich. Totenmahl. Henkersmahlzeit.
Auf dem Schulweg kauft sie Brot. In der Pause Marsriegel. Im Zug schält sie von Meran bis Brixen Pistazienkerne.
Im Bahnhofsbuffet von Bozen bestellt sie einen Toast und eine Pizza al taglio.
Was gibt's zum Essen, Mama?
Mama fallen die Augen heraus.
Der Eiskasten ist voll. Butterbrot, Käsebrot, Salamibrot, Makrelenbrot. Es geht nicht mehr. Der Hosenbund klemmt. Dali geht spazieren. Einen Cornetto Algida, Mars und Milkyway und Bounty. Eine Schachtel Tarallucci. Voll. Pumpvoll.
Was hast du, Dali.
Sie lässt das Abendessen ausfallen. Sie isst auch am Sonntag nicht zu Mittag.
Aber sie packt ein wie ein Knecht, wenn sie allein ist. Da schlingt sie hinunter, was vom Mittagstisch der anderen übrig bleibt. Kalten Gemüsereis, kalten Kalbsbraten, kalte Röstkartoffel. Allein. Wenn sie

niemand sieht. Im Stehen in der Küche. Es ist alles ein Verbrechen.
Aus dem Sonntag einen Samstag gemacht. Zwei Samstage. Zwei sündhafte Tage.

Am Montag zeigt Frau Bodays Waage achtunddreißigeinhalb Kilo. Die Hungerwoche beginnt. Am Mittwoch sind es wieder siebenunddreißig. Am Freitag werden es sechsunddreißig sein. Also wird sie die Zeremonie am Samstag wiederholen.
Wann ist endlich wieder Samstag. Sie lebt nur mehr auf den Samstag hin. Noch drei Tage, noch zwei, noch einer. Am schönsten ist der Freitagabend. Morgen wird sie früh aufstehen und Frühstück einkaufen.
In Frau Bodays Küche isst sie das übliche weiche Ei. Sie ist fröhlich.
Diesmal fährt sie nicht nach Hause. Sie fährt auch nicht nach Padova. Sie geht den ganzen Tag in der Stadt herum. Auf Fresstour. Schleppt sich eine Tasche voller Genüsse ins Zimmer. Kann nicht lernen. Denkt nur an den nächsten Bissen. Wenn ihr von dem süßen Zeug übel wird, neutralisiert sie mit Essiggurken.

Quälende sechs Tage bis zum nächsten Samstag. Die Essensträume werden immer wüster. Sie kaut sich durch Schokoladenberge.

Erlöstes Aufwachen. Manchmal auch im Traum das Bewusstsein zu träumen und der Befehl im Schlaf, so wach doch endlich auf, damit der Schrecken ein Ende hat.

Das Hungern wird von Woche zu Woche ärger. Und wenn sie auf neunhundert Kalorien überginge? Ein Marsriegel pro Tag zusätzlich. Neunhundert Kalorien, genug für sorglos Dahinlebende, Nichtstuer und unglücklich Verliebte.

Wenn sie auf dem Schulweg drei weggeworfene Mars- oder Milkyway- oder sonstwelche Schokoladepapiere sieht, dann gönnt sie sich für diesmal den Marsriegel. Sie zählt oft drei weggeworfene Papiere, auch vier. Sie gönnt sich den Riegel nie. Trotzdem sucht sie Tag für Tag. Der Schulweg ist ein Papierlsuchweg.

Bald ist wieder Samstag. An Samstagen ist sie auch nie satt. Nur voll. Pumpvoll. Es gibt kein Sattheitsgefühl mehr. Bis zum Samstag hortet sie alles, wonach ihr gelüstet, in ihrem Kasten. Abend für Abend macht sie die Kastentür auf, schaut sich den Vorrat an, zählt die Nächte bis zum Samstag.

Was würde Dali dafür geben, könnte sie essen, ohne zuzunehmen.
Die Seele. Mindestens die Seele.

Betritt man zum ersten Mal eine Kirche oder eine Kapelle, hat man einen Wunsch frei, hat Großmutter gesagt. Dali geht nach Grätsch, nach Untermais, nach Riffian. Lieber Gott, liebe Mutter Maria und alle Heiligen, ich wünsche mir, mager zu bleiben wie jetzt. In alle Ewigkeit Amen.
Morgen bin ich zum Essen nicht da, Frau Boday. Ich gehe mit meiner Klasse aus.
Bevor der nächste Samstag kommt, muss sie auf sechsunddreißigeinhalb herunter. Bis vier Uhr sitzt sie im Café Sonnenhof, bestellt dreimal Hagebuttentee. Sie hat ihre Schulbücher mit und liest. Beim Lesen muss sie nicht dauernd ans Essen denken. Sie sitzt vor dem Heizkörper, Rücken zum Fenster. Auch die Wintersonne wärmt durch die Scheiben.
Hunger.
Sie geht in die Stadt hinunter. Wieder zurück. Wieder hinunter und wieder zurück. Vier Mal fünfundzwanzig Minuten. Dreißig Minuten Gehen, fünf Kilometer in der Stunde, hundertachtundachtzig

Kalorien. Hundert Minuten dreihundertsechzehn Kalorien.
Haben Sie ein Bad genommen, Fräulein Dali?
Ja, ich habe Sie heute Morgen zu fragen vergessen.
Das macht nichts. Ich will es nur wissen.
Frau Boday ekelt sich vor dem Mädchen. Oder es graust sie wie vor den KZ-Häftlingen. Frau Boday ist Ungarin und in einem Alter, dass sie Konzentrationslager erlebt haben könnte. Oder sie hat Angst mit Dalis unheimlicher Krankheit infiziert zu werden.
Dali hat nie genug Stoff um ihre Knochen. Hundert Falten, tausend Biesen, dichtes Plissee, Gereihtes, Gerafftes, bauschige Ärmel. Sie ist kein Exhibitionist. Es genügt, wenn sie selbst weiß, wie dürr sie ist.
Warum legt sich David noch zu ihr. Er kann doch keine Lust auf Dali mehr haben. Erbarmen. David erbarmt sich der ausgemergelten Gestalt. Sie spürt nichts mehr. Sie kann David nicht mehr spüren. Es tut sich nichts mehr in ihr.
Und es ist ihr egal.
Aber es war doch einmal ein Glück. Aber sie hat doch einmal geschworen, sie würde zuletzt auf die Liebe verzichten.

Sie friert auch im Bett. Sie friert auch, wenn Davids Körper sie zudeckt. Sein schöner Körper.

Dali, was ist dir?

Nichts. Es geht mir gut.

David weint. Er ist sich sicher, er wird Dali verlieren.

Für die Liebe ist sie schon verloren.

Ich bin innen gefroren, David. Gestocktes Blut in meinen Adern.

Warum isst du nicht, Kind?

Aber Mama, ich esse doch.

Das ist nicht gegessen.

Was ist es dann?

Gefressen.

Fresssamstage zu Hause. Mama ist böse. Schroff.

Was ist das für eine Hysterie?

Geh doch zum Internisten.

Ich brauche Sie nicht, Herr Doktor. Ich bin gesund.

Nehmen Sie Sargenor.

Oh Gott, wer braucht einen Appetitmacher.

Schilddrüse, Hypophyse, Magen-Darm-Untersuchung.

Mir fehlt nichts, Herr Doktor.

Wie sollte sie jemandem sagen, wie ihr ist. Hunger schreien. Ganz laut HUNGER.

Ich möchte wieder menstruieren, Herr Professor.
Trinordiol. Und eine Entzugsblutung. Scheinblutung.
Ich brauche das, Herr Professor.
Ja, sonst werden Sie nächstens zum Militärdienst einberufen.
Sie sehen mich nie mehr wieder, Herr Professor.

Warum hilft ihr David nicht. Warum nimmt ihr David diesen Zwang nicht aus dem Kopf. Warum hebt David das Verbot nicht auf.
Oder Vater. Mein toter Vater. Ego te absolvo.

Ich habe mich in der Klinik um eine Sommerarbeit beworben, Mama.
Du spinnst wohl. Wer wird den Bock zum Gärtner machen.
Was heißt das.
Todkranke als Pflegehilfe, heißt das.

Mensch, Mädchen, du brauchst ordentlich etwas hinter die Rippen, sagt die Oberschwester.
Dali schläft mit drei Pflegerinnen in einem Viererzimmer.
Wir füttern dich schon auf.

Zuerst erschrickt Dali, weil sie kein Zimmer für sich allein hat. Bald tut ihr das wohl. Die vier Frauen sind lustig. Ausgelassen lustig. Der Radio spielt Schlager. Sehr laut. Dali singt. Prima. Du kannst sie ja alle auswendig, die Schnulzen.

Die Pralinenschachtel geht reihum. Alle Patienten lassen Pralinen zurück, wenn sie nach Hause dürfen. Oder Blumen. Oder Siebenundvierzigelf.

Oder Trinkgelder.

Dali zittert nur vor der ersten Schachtel. Dann fischt sie Schokoladehäufchen aus der knisternden Folie. Nougat, Marzipan, Trüffel, Oberscreme.

Eine Praline achtzig Kalorien. Wie viele Pralinen, wie viele Kalorien.

Sie verliert die Zählung. Wo ist ihre Liste. Zahlenliste überflüssig.

Hier sind alle Tage Samstage. Beim Hungern muss man allein sein.

Kannst du tanzen, Dali?

Boogie, Samba. Sie tanzen zwischen den Betten. Frau mit Frau.

Nach Dienstschluss machen sie zu viert einen Rundgang durch Gries, schlecken Eis, lachen über die Sprüche, die Männer ihnen nachrufen. Meistens gehen sie

untergehakt, oft in weißer Schürze mit Haube und in weißen Sandalen. Zum Glück ist Dalis Kittel so weit. Darunter hat viel Bauch Platz.
Morgen wird sie wieder hungern. Morgen wird sie nicht mehr mitgehen. Morgen wird sie sich ein Klebeband über den Mund picken. Morgen. Jeden Tag morgen. Zehn Wochen lang morgen.
Nehmen Sie das, Sie können es brauchen, sagen die Patienten, wenn sie den Nachtisch nicht wollen. Pudding, Torte, Eis, Kompott. Dali isst das alles. Oft auch den Auflauf, der im Essenswagen für die Patienten übrig bleibt.
Nachher geht sie in die Angestelltenmensa. Dort ist es laut. Was die weißbekittelten Menschen lachen.

Herr Deconcin ist gestorben.
Dali ist erschrocken, verzweifelt. Der Mann presst in seinem Todeskampf ihre Hand auf seinen Kehlkopf, aus dem das Blut stoßweise quillt. Dali greift mit der freien Hand über den Sterbenden zur Klingel. Die Oberschwester kann nichts mehr tun. Der Chirurg auch nicht. Dali ist voller Blut.
Den Kehlkopfkrebs haben alle geliebt. Den Maler. Witwer. Sanft. Süditaliener.

Ach, der Arme, er hat ausgelitten.

Und Martha bleibt dabei nicht einmal stehen. Tanzt einfach weiter. Macht die Musik nicht leiser.

Er ist tot, schreit Dali.

Kind, was hast du denn.

Martha und die beiden Zimmerkolleginnen beugen sich zu Dali, die übers Bett weint.

Das lernst du auch noch. Sie will das nicht lernen.

Wieder geht sie am Abend mit.

Schwüle Bozner Sommernächte. Dali schläft trotzdem gut. Erschöpft.

Sie darf Blut abnehmen, I.m.-Spritzen setzen, Verbände wechseln, Infusionen umstecken, Medikamente verteilen, Patienten füttern.

Sie ist kräftig. Und zäh. Und gesund. Nur die Kraft zum Hungern fehlt.

Das Haar wächst wieder. Wuchert wie Unkraut. Kraus. Ein krauser Haarwald. Sie hat nie krauses Haar gehabt. Wellen höchstens. Jetzt sprießt es kraus aus ihrem Kopf. Auch gut.

Und David?

David versteht die Welt nicht mehr. Nicht Dalis Gesundheit. Nicht ihre Entfernung.

Ist dir der Spleen endlich vergangen? Mama ist immer böse auf ihr mageres Mädchen gewesen.

David ist weit weg. Weg aus ihrer Welt.
Liebst du mich nicht mehr?
Ich weiß nicht.
Sie weiß überhaupt nichts mehr. Nicht warum sie isst, nicht warum sie gern bei den Pflegeschwestern ist, nicht warum sie nicht mehr laufen muss, nicht mehr schwimmen, nicht zählen, keine Papierln suchen. Sie steigt nicht mehr auf die Waage. Das spürt sie auch so, es sind zwei Kilo pro Woche. Zum Schulanfang werden es zwanzig sein. Sie führt keine Endlosliste mehr. Über den Daumen geschlagen sind es viertausend Kalorien oder etwas mehr pro Tag.
So viel brauchen Drahtzieher, Genüsslinge und lebensmüde Schlemmer.
Am freien Tag, einmal in der Woche, legt sie sich ins Lido. Bald schauen die Leute nicht mehr angeekelt nach dem Gerippe. Dali schläft auf dem Rasen, blättert in Zeitschriften, schaut den Schwimmern zu.

David versteht nicht, warum sie nicht zu ihm fährt.
Ich muss mich ausruhen.

Ich habe dich ein bisschen vergessen, Vater. Dein Teller ist leergegessen.

Was haben Sie gemacht, Fräulein Dali? Na, wie gut Sie ausschauen.
Ich war auf Kur.
Was die Medizin heute alles kann …
Der auferstandene Lazarus.

Ach Gott, Dali, wie du aussiehst! Schade! Wie viel hast du denn zugenommen?
Vierundfünfzig Kilo. Übergewicht heißt das in der Klasse der schlanken Mädchen.
In diesem Jahr macht Dali Matura. Da kann sie sich keinen gröberen Ausrutscher leisten. Vierundfünfzig müssten es aber nicht gerade sein.
Sie menstruiert immer noch nicht. Seit einem Jahr.
Ich bin wieder ein Mädchen, David.
Ich traue es mir ein zweites Mal zu. Das Mädchen wird kein Mädchen bleiben.
Ich liebe dich, David.
Vera wohnt bei ihrem Freund. Ein schöner, holzverschalter Giebel. Matratzen auf dem Boden. Leonard Cohen, Bob Dylan, Lucio Battisti, Janis Joplin. Wenn

David aus Padova kommt, übernachten er und Dali bei Vera. Kratzende Schallplatten. Sobald es bis in den Kopf rauscht und auch die Zähne vibrieren, sind *Hurricane* und Orgasmus dasselbe. Rauschende Lautsprecher. *Tonight will be fine* … und dann fällt der Refrain zusammen mit der Lust.
Säääära und *Try just a little bit harder.*
Dass ich dich nur wieder spüre. Ich bin gesund. Bin ich gesund, David?
Während der Klassenarbeit in Italienisch spürt sie es warm und nass zwischen den Beinen. In der Toilette schaut sie lange dem roten Faden zu, der ihr über die Schenkel rinnt.
Sie muss aufpassen. Sie weiß nicht mehr, wie viel sie essen soll. Oder muss. Sie richtet sich nach Vera. Nach der Matura wird sie wieder hungern. Sechs Kilo herunterhungern. Fünf Wochen oder sieben wird sie dafür brauchen.
Der Kugelbauch ist weg. Die zwanzig Kilo haben sich verteilt. Sie sieht aus wie früher. Genau wie früher.
Immer noch dasselbe Ei, Fräulein Dali?
Auch dasselbe Mittagessen, bitte.
Obst, magerer Käse, Brot. Panier? Oh Gott! Soßenfleisch? Oh Gott! Butter, Palatschinken, Erdäpfel-

püree? Oh Gott! Kuchen, Pudding, Wurst, Krapfen? Oh Gott!
Bei Frau Boday lässt sie noch mehr Mittagessen ausfallen als im Vorjahr, weil Dali es jetzt ja nicht mehr auf dem Magen hat und doch nicht essen kann wie andere.

David wird nicht täglich satt. Er lebt von der Studienbeihilfe. Mittags- und Abendmensa gehen sich da nicht aus. Zu Mittag stopft er sich die Taschen seiner Windjacke mit Brot voll. Brot gibt es in der Mensa gratis. So viel man will. Vor dem Pastatopf sagt er zur Bedienung, abbondante. Dann schiebt er sein Tablett zum Fleischgericht weiter und sagt, abbondante. Zuspeise, abbondante. Salat, abbondante. Käse, abbondante. Den Käse wickelt er in die Papierserviette und steckt ihn zum Brot in die Tasche.
Wie ist das, wenn man gezwungen Hunger hat? Dass es das noch gibt, hungernde Studenten. Dali bringt Linzerschnitten ins Studentenheim, Preiselbeermarmellade, Parmesankäse.
Wenn der Portier sich die Nachrichten im Fernseher anschaut, schleicht sie hinter David in sein Zimmer. Das schmale Eisenbett wird auf dem Fuß-

boden zur geräumigen Liege. Zwei dünne Matratzen, zwei dünne Decken. Die sauberen Betttücher spart David, bis Dali kommt. Den einzigen Polster schiebt er unter ihren Kopf. Im Liegen essen sie Porchetta und Provolone, beißen einander die Bissen vom Mund. Am Morgen zupft David Brotkrustensplitter von Dalis Haut. Über dem Spiritusbrenner kochen sie das Wasser für den Nescafé.

Frühstück im Bett. Italienische Croissants.

Einen Knopf sollte es geben, über den das Gegessene wieder herausgelassen werden könnte.

Davids hohle Hand auf ihrem Mund. Hellhörige Wände.

Wir können den Buben neben uns dein Atmen nicht antun. Arme Buben.

Leistest du mir beim Pföstl Gesellschaft, Dali?

Du weißt doch, ich esse bei Frau Boday.

Dann sitzt du neben mir.

Vera speist gern in feinen Restaurants und redet gern über die Liebe.

Oder die Lieben. Sie wechselt gern.

Das ist nix, sagt sie, wenn der erste Mann der einzige bleibt. Man lernt von jedem etwas.

Dali meint, man könne auch mit dem einen allerhand entdecken.
Zu Frau Boday sagt Dali, sie esse mit Vera, zu Vera, sie esse bei Frau Boday. Ein Porchetta- und Provolone-Wochenende in Padova ist Sünde genug.
Warum ist sie nur wieder so dick geworden. Warum hat sie es nur so weit kommen lassen. Vierundfünfzig Kilo. Könnte sie die Zahl nur noch ein Mal umdrehen.
Du hast einen Schwächling zur Tochter, Vater.

Die Kleider vom Vorjahr passen noch, weil sie alle weit waren und schlotternd. Sie hat wieder einen Popo.
Eine Handvoll, sagt David.
Einen Ballon, sagt Dali.
Und Brüste. Wiesenchampignons.
Nein, Euter.
Deine Gazellenbeine, sagt David.
Das war einmal.
Dali, ich bitte dich. Du machst schlechte Witze.

Lernen. Lernen. Nicht ans Essen denken. Hagebuttentee. Gehen. Schenna. Marling. Meran. Lesen.

Ich fahre nach Padova, Mama. Jeden Samstag? Wo schläfst du denn eigentlich?
Bei David.

Ich muss auch wieder einmal zu Mama fahren, David.
Ich verstehe das. Trotzdem. Ich hätte dich gern bei mir.
Dali fährt weder nach Hause noch nach Padova. Sie lernt in ihrem Zimmer und kämpft gegen den Hunger.
Keine Regelblutung. Vierundfünfzig Kilo und keine Regelblutung.
Wir kriegen ein Kind, David. Dali weiß das vom ersten Tag an.
In einem Monat macht sie die Matura.
In einem Monat promoviert David.
Dann heiraten wir, Dali.
Ohne alles?
Ohne alles.
Sie hausen in einem einzigen Zimmer. Hölzernes Mansardenzimmer.
Unser Nest unterm Dach.
Davids Eltern schicken Esspakete. Dalis Mutter schickt Säuglingskleider.

Wie dick wird die Schwangerschaft sie machen? Ein Kind bekommen ohne Bauch.

Der Bauch ist ein Bauch, der dick ist und einen Zweck hat.

Einmal war sie der einzige Mensch auf der Welt, der so hungern konnte. Jetzt ist sie der einzige Mensch mit einem solchen Bauch.

Spätestens im Februar wird sie wieder hungern. Das Kind wird sie beschäftigen. Sie wird füttern und füttern und nicht ans Essen denken müssen.

Mensch, David, unser Kind. Und so viel Leben.

Und so viel Essenserlaubnis.

Du bist ein Geysir, Dali. Das Kind kommt tanzend zur Welt. Es kriegt den Rhythmus ins Blut ... *Acqua azzurra, acqua chiara.*

Ja, David. Vivere!

Freunde in der winzigen Wohnung. Sie sitzen auf dem Boden. Untergehakte Beine. Lümmeln auf dem Sofa. Rauchen. Singen. Tanzen. Die Bodendielen zittern. Das Herz schlägt links. *Avanti popolo.* Riesenschüsseln voller Pasta. All'amatriciana. All'aglio e olio. All'arrabiata. Rotweinflecken auf dem Tischtuch und viel Salz darüber.

Kommt ihr nachher zu uns? Nach der Lesung, nach

dem Open-Air-Konzert, nach der Kundgebung, nach der Versammlung, nach dem Protestumzug.
Nächte, die in den Tag übergehen.
Compagni.
Wenn die Sonne im Osten und rot hinter Wolken aufgeht, und links zwei drei, reih dich ein in die Arbeitereinheitsfront …
Davids Lehrerkollegen.
Dalis Kommilitonen.
Wie geht's deinem Bauch?
Hände auf den stampfenden Füßchen. Hände auf den boxenden Ärmchen. Und Davids Ohr. Vor dem Einschlafen. Nach dem Aufwachen.
Unser Daniel.
Dali, David, Daniel. Damit der Zufall der gemeinsamen Buchstaben seine Fortsetzung findet. Da. Da. Da. Da der Bauch. Der runde Bauch und sieben Kilo und kein schlechtes Gewissen.
So ist das, wenn man gesund ist.
Das Kind lebt drei Tage. Dann begraben sie Daniel.
Sie müssen etwas essen, liebe Frau.
Ich bin dafür zu traurig.
Suppe geht doch?
Die Suppe wird auf dem Nachtkastl neben der Milch-

flasche kalt. Die Hebamme holt die Milchflasche ab und verfüttert sie an Neugeborene, die sie brauchen. Dali pumpt. Das Vakuum saugt ihr die Milch aus den Brüsten.
Ich will nach Hause.
Erholen Sie sich erst einmal.

Räum alles aus dem Haus, was mich an das Kind erinnert, David.
Sie stochert im Teller herum, schiebt die Nudeln von einer Seite auf die andere, drückt die Reiskörner an den Rand.
Sag ihnen, dass ich sie nicht sehen kann, David.
David bittet die Freunde, auf einen Besuch zu verzichten.
Die ganze Stadt ist voller Kinderwägen. Ich kann keine Kinderwägen mehr sehen.
Am Tag der Lehramtsprüfung hat sie wieder zweiundfünfzig Kilo und ein Diplom mit Auszeichnung. Eigentlich will sie gar nicht Lehrerin sein.
Sie arbeitet viel, entwirft Unterrichtsmodelle, beteiligt sich an Schulversuchen, stellt Lehrbücher zusammen.
Fünfzig Kilo. Nach Daniels Geburt kommt keine Regelblutung mehr.

David redet nicht vom Kind. Nicht vom toten und nicht von dem, das er sich wünscht.
Sie wünscht sich nichts mehr. Die Schule ist eine Ablenkung. Von der Trauer und vom Essen. Den Schulweg macht sie viermal am Tag, verbindet das letzte Mal mit einem Umweg. Gehetzter Schritt. Immer der Teufel hinter ihr her. Der Hungerteufel.

Die fallengelassenen Brotbrösel legt der Teufel den Menschen glühend auf den Rücken, hat die Lehrerin gesagt.
Wirklich, Vater?
Ach was, du glaubst aber auch alles, dummes Kind.
Hunger glüht wirklich, Vater.

Dali geht einkaufen. Die Vorratskammer ist voll. Die Gefriertruhe ist voll. Der Keller auch. Sie hortet Lebensmittel, als drohten Zeiten der Not.
Sie kocht gut. Besser als jemals vorher. David ist ein guter Esser. Das Einkaufsnetz auf der rechten, den Korb auf der linken Seite. Beides geht über. Das Gewicht zieht ihr die Armkugel aus dem Gelenk. Wankender Schritt. Fahnenstange im Wind.
Lass mich das machen.
Ich gehe ja doch, David.

Einkaufen mit der Sieben-Kilo-Tasche, hundertachtzig Kalorien. Äpfel aus der Obstgenossenschaft am Ende der Stadt. Sie kann ja nicht Steine tragen. Sie hat eine Kekssorte entdeckt. David sagt staubig dazu. Wenig Zucker, wenig Butter, wenig Geschmack. Zwanzig Stück davon isst sie am Tag. Sie teilt jeden Keks in zwei Teile. Von einem Bissen zum anderen vergeht eine Stunde. Gehen ihre Keks im Laden einmal aus, gerät sie in Panik. Sie klopft alle Läden der Stadt ab, sagt „Doria" zu den Verkäufern, als sei es der Erlösername. Vor dem Schlafengehen Apfelmonde. Genau berechnete Zahl, die aus ist, sobald sie zu Bett geht. Hunger. Siebenundvierzig Kilo. Dieselben Essensträume. Dieselbe Erlösung beim Aufwachen.

Dali ist traurig. Seit sie traurig ist, muss sie nicht mehr krank sein, um zu hungern.
Sie haben jetzt eine große Wohnung. Hundertzehn Quadratmeter. Ein Arbeitszimmer für David, eines für Dali. Ein kleines Bad und ein großes.
Bitte keinen Besuch, David.
Wie soll sie neben Gästen Kekshälften im Dreißigminutenabstand essen und Apfelmonde einteilen. Wie soll sie es ohne den Tropf aushalten.

David vermisst seine Freunde. Er geht viel außer Haus. Für ein paar Stunden geht damit auch Dalis Gespanntheit fort. Er sagt nichts. Sein Blick ist ihr Vorwurf genug.
Sie hat einen Putzzwang. Sie staubt alle Tage alle Möbel ab, saugt alle Tage alle Fußböden, scheuert alle Tage alle Keramikflächen in den Bädern.
Daliherz, es ist eine undankbare Arbeit, Dachluken auch außen sauber zu machen.
Sie kann keinen staubigen Tropfen sehen, nicht innen und nicht außen.
Einmal in der Woche wirft sie die Bücher aus den Regalen, poliert die Bretter oben und unten, fährt die Bücherränder mit dem Staubsauger ab.
Putzzwang. Gehzwang. Lesezwang.
Der Strickzwang kommt dazu. Sie strickt Überdecken für das Ehebett, Kissen- und Sofabezüge, Vorhänge. Auch Pullover und Jacken für David, Röcke und Mäntel für sich, Schals und Winterkappen, Fäustlinge, Skisocken.
Schön, Daliherz, aber es ermüdet dich.
Beim Stricken sind die Hände beschäftigt und greifen nicht nach Essbarem. Sie liest während des Strickens. Strickt blind.

Es ist nicht zu glauben, Dali.
Auf dem Schreibtisch steht ein Notenpult. Die Buchseiten hält sie mit zwei Klammern auseinander. Manchmal liest sie auch laut. Am liebsten würde sie ein Blasinstrument spielen. Oboe oder Klarinette. Das schlösse den Mund. Nur lesen könnte sie dabei nicht.
Vierundvierzig Kilo. Was spürt David, wenn er mit ihr schläft? Knochen. Spitze, gefährliche Knochen. Und in ihr drin? Schwarte. Harte, zähe Schwarte. Kalt. Blutleer. Trocken, verschrumpelt. Was streichelt er noch an ihr. Frierende Haut.
Aber sie will sich im Bett an ihm wärmen. Sie will in seinem Arm einschlafen. Es muss einer da sein, der sie hält.
Vogel im Nest.
Kalter Körper mit schwerem Federbett, das sie erdrückt, aber nicht wärmt. Darunter liegt sie begraben.
Sie findet da nicht mehr heraus. Nicht aus dem Grabbett und nicht aus dem Hungern.

Wo ist die Essenserlaubnis zu holen.
Vater, hilf mir.
Vater schweigt in seinem Grab.

David wird mit anderen Frauen schlafen. Sicher schläft David mit anderen Frauen. Er ist ja nicht pervers. Er ist ja kein Leichenschänder. Er ist intimer ein guter Liebhaber gewesen.
Du kaust in der Nacht, Dali.
Dali stellt sich beim Einschlafen vor, wie Pasta schmeckt, Risotto, Schlutzkrapfen. Sie lässt das alles auf der Zunge zergehen. Schluckt. Sie behält den letzten Apfelmond unter der Zunge. Der ist am Morgen ein süßsaurer, brauner Brei. Der Kissenbezug hat einen großen, braunen Fleck.
Tagsüber lutscht sie zwischen den Hungerbissen an einem kleinen, ovalen, weißen Stein aus dem Eisack.
Dali?
David steht hinter ihr. Sie schlägt mit dem Quirl etwas Weißes auf. Schlagobers?
Ja.
Hühnereiweiß mit viel Luft füllt den Magen. Klebt auf den Lippen. Lässt sich lange löffeln. Dreißig Kalorien.
Vielleicht kommt David heute Abend nicht mehr. Vielleicht morgen nicht. Vielleicht trifft ihn beim Langlauf der Schlag. Oder er fährt mit dem Auto gegen einen Baum. Oder er stirbt sonstwie. Oder er

kommt heim und findet sie tot auf der Couch. Oder über dem Schreibtisch. Warum geht das Aufhören eigentlich nicht leichter.
Sechsunddreißig Kilo. Krisengewicht.
Einssechsundsiebzig und sechsunddreißig Kilo. Absolutes Krisengewicht. Eine winzige Grippe und sie hört auf. Vielleicht wünscht sich das auch David.
So einsam.
So getrieben.
So voller Zwänge.
Sie rechtfertigt nichts. Sie ist todtraurig. Sie hat ein schlechtes Gewissen. Alles wegen David. Wäre sie nur mehr für sich, wäre sie keinem anderen eine Pein. Oder ein Vorwurf.
Dali träumt von Häusern, verwüsteten Häusern, ausgebrannten, geplünderten, überschwemmten. In den Häusern lauter Menschen, die es mit ihr nicht gut meinen. Sie versauen alle Räume, koten in die Betten, pissen auf die Tische, trampeln mit dreckigen Schuhen auf den Teppichen herum, lassen Speisen in den Töpfen anbrennen. Wie wird dieses Haus jemals wieder sauber.
David, ich habe Hunger. HUNGER, hörst du, Hunger zum Verzweifeln.

Als sie das zum ersten Mal schreit, hat sie vierunddreißig Kilo. Es ist wie eine Erlösung. David lässt seine Arme fallen, den Kopf, zieht die Schultern ein. Ein runder Rücken. Was hat sie von David erwartet.

Fährst du mit, fragt Ines.
Italienreise. Rom, Neapel, Catanzaro.
Auf dem Colosseo schauen sie in das halbe Rund.
Da hat Dali einen Weinkrampf.
Mein Gott, Schwester, dir ist nicht zu helfen.
Wenn ihr Kreislauf diese Hitze bloß aushält. La lingua sotto i tacchi.
Auf was wartest du denn, Dali, dass sich dein Spleen wegreden lässt?
Sie ist Ines eine Last. Sie versaut ihr die Reise.
Du und deine nutzlosen Theorien. Vogeltheorie.
Hungerteufel. Vaters Adamsapfel im Hals.
Dali bestellt Insalata mista non condita. Täglich zweimal Insalata mista. Nicht angemacht.
Das Anhängsel kannst du dir sparen. Hier stellt man Öl und Essig auf den Tisch.
Ines hofft, dass es endlich so weit ist. So weit, das heißt vorbei. Dali sollte ihr den Gefallen tun. Ihr und Mama.

Dein Selbstmord in Stücken und wir, die dir dabei zuschauen. Ist es das, was du willst?
Vater hat es gut. Er muss keine Enttäuschung mehr sein.

Madonna mia, Frau Lehrerin, schauen Sie doch Ihre Arme an. Der Schüler ruft es in die Stille der Klasse hinein.
Dali sitzt am Pult, sagt ein Diktat an.
So still in der Klasse. Es ist immer still, weil Dali zum laut Reden keine Stimme hat. Sie hält die rechte Hand um den linken, die linke um den rechten Oberarm geschlossen. Die vier Finger der beiden Hände decken beide Daumen zu. Sie sitzt fast nie am Pult, geht lieber langsam zwischen den Bankreihen durch, lehnt sich an die Wand oder ans Fensterbrett.
Ich weiß, sagt Dali, steckendünn.
Was reden die Schüler über sie.
Kennen Sie den Gesetzestext, fragt der Direktor. Der Lehrer muss in guter seelischer und körperlicher Verfassung sein, heißt es da.
Dali mag ihre Kinder. Sie ist streng. Lernen ist kein Spiel. Die Schule ist keine Unterhaltung. Man kann nie genug wissen, Kinder. Sie will Dauerleser aus

ihnen machen. Augen auf, Kinder. Immer die Augen auf in der Welt.
Sie erzählt gern. Und viel. Nach dem Unterricht ist sie so erschöpft, dass sie nicht mehr sprechen kann, denken schon, aber der Mund gehorcht einfach nicht mehr.
Sie hat als Schülerin nie gefehlt. Sie fehlt auch als Lehrerin nie.
Wenn sie nur nicht am Eisack wohnen würden. Es zieht so kalt vom Bach auf die Brücke herauf. Der Schulweg ist lang. Bis elf taut sie in der Klasse nicht auf, reibt die roten, knochigen Finger aneinander, schabt in den großen Stiefeln mit den Zehen. Wenn sie in den Übungssaal im oberen Stock müssen oder in den Filmraum im Keller, sind die Stiegen hinauf und hinunter ein Schrecken. Wie anstrengend das Tafelschreiben doch ist.
Ja, Hans, du darfst die Tafel löschen.
Zum Glück schreiben die Schüler in Ringmappen. Sie nimmt die losen Blätter zur Korrektur nach Hause. Der Heimweg ist auch ohne Tasche ein Kreuzweg. Mit diesen schweren Stiefeln. Mit diesem schweren Mantel.
Manchmal erwacht sie mit dem Kopf auf dem Schreibtisch. Sie hebt ihr Strickzeug auf, klemmt die Zeitung wieder unter die Halterungen auf dem Notenständer.

Ohnmachtsanfall. In der Klasse darf ihr das nicht passieren. Es würde ihre Kinder erschrecken.
Drei Stunden am Tag liest sie Zeitungen. Die Zeit, Repubblica, Alto Adige, L'Espresso. Zeitungslesezwang.
Es wird mir alles zum Zwang, was ich im Leben anfange.
Was soll sie mit dem ganzen Wissen, von dem niemand etwas hat. Mit den Kollegen wechselt sie ein paar Worte, mit den Vermietern redet sie das Nötigste.
Es gibt keine Freunde mehr, nicht im Haus und nicht draußen.
Sie geht nirgends mehr hin. Kein Konzert, kein Theater, kein Kino, kein Café Wer wird ihr einmal den Riegel wieder aus dem Kopf schieben.

Vielleicht, sagt sie, ist es, wenn du zurückkommst, wieder weg.
David fährt für einen Monat nach Skandinavien. Mit drei Freunden. Im Camper. Sommerferien.
Vielleicht geschieht etwas, hofft sie, vielleicht fallen dem Hungerteufel die Hörner ab. Vielleicht habe ich, wenn David wiederkommt, zu leben aufgehört.
Sie kauft zehn Schachteln Doriakeks, sechs Kilo Äpfel,

dreißig Salatgurken und fünf Schachteln Grissini. Dreißig Tage verlässt sie ihre Wohnung nicht. Jalousien verriegelt, Vorhänge zugezogen. Marcel Proust, A la recherche du temps perdu, sieben Bände, Werkausgabe Edition Suhrkamp, sandgrau.
Exzerpieren. In blaue Hefte, Band eins, Band zwei, Band drei und folgende.
Weißes Baumwollgarn Nummer zwölf, vier Kilo, Stricknadeln Nummer eineinhalb. Mit Weiß ins Schwarze stricken.
Die Zeitungsabonnements kommen mit der Post. Telefonanschluss. Radio. Was ist draußen für ein Wetter. Manchmal pocht es an die schrägen Fenster. Morgen-, Mittags-, Abendjournal aus Ö eins. Zu viel Leben in einem Fernseher.

Es geht mir gut, Mama. David kommt gleich, Mama. Wir gehen jeden Tag schwimmen, Mama. Bin schön braun, Mama.
Mama ist froh, dass David für ihr mageres Mädchen verantwortlich ist.

Dreißig Tage Hausarrest. Und kein Wunder geschieht. David bleibt nicht in Skandinavien, Dali hört nicht

zu leben auf, der Hungerteufel ist nicht auf Urlaub gegangen. Vierunddreißig Kilo. Einssechsundsiebzig und vierunddreißig Kilo.
Der Hungerteufel fällt auch nicht in Winterschlaf. Er wird nicht frühjahrsmüde.
Sieben Hungerfrühlinge, sieben Hungersommer, sieben Hungerherbste, sieben Hungerwinter. Und alle vier Jahreszeiten alle sieben Jahre gleich. Sieben gleiche Hungerjahre. Und das richtige Fressen nicht gefunden.
Abends lieg' ich auf alle Fälle unter meiner warmen Zudeck. Jean Paul, Schulmeisterlein Wutz. Wenn wieder ein Tag herumgebracht ist, sagt sie das in den Polster. *Abends lieg' ich auf alle Fälle unter meiner wannen Zudeck.* Wieder ein Hungertag herum.
Die Trauer ist ein schwarzer Sumpf. Und die Einsamkeit. Alles wie gehabt. Nur mit jedem Tag ein bisschen dunkler. Bis das Brett am Wegende kommt. Zutritt verboten. Hier kein Ausgang.
Was wird aus deinem verhungernden Mädchen, Vater.

Ich will da nicht her, sagt sie zum Doktor. Ich bin da nicht aus freien Stücken.

Sie ist aus der letzten Ohnmacht nicht und nicht mehr erwacht. Jetzt liegt sie auf der Station. Psychiatrie, Abteilung fünf, Klinik für Psychosomatik. Jetzt hat sie eine Diagnose. Anorexia nervosa.
Dass das auch andere Menschen haben, außer ihr …
Frauen, sagt der Doktor, das haben fast nur Frauen.
Junge Frauen, also Mädchen. Davids Mädchen.
So lange wie ich hält das keine aus, nicht wahr?
Sparen Sie sich das Wiegen. Ich weiß, wie viel es ist, sagt sie zum Pfleger.
Einssechsundsiebzig und vierunddreißig Kilo.
Schwach, sagt der Pfleger. Schwache vierunddreißig.
Wenn Sie das Kleinste bekommen, können wir Sie nicht mehr halten, sagt der Professor. Die kleinste Grippe, ein kleiner Infekt. Ist Ihnen das bewusst?
Und, fragt sie. Na, und.
Der Doktor schüttelt den Kopf.
Auf Zimmer acht liegt Irene Hörn. Da führt man Dali hinein.
Einsfünfzig und achtundzwanzig Kilo.
Damit Sie sehen, wie wir das hier machen, sagt der Pfleger.
Hallo.
Das Mädchen trägt eine Magensonde. Eine Schwester

sitzt auf dem Bett. Riesenspritze in der Hand. Milchweißer Brei. Auf dem Nachtkastl ein Keramikkrug. Einliterkrug. Die Schwester zieht die Spritze mit dem weißen Zeug auf. Irene klemmt mit einer Schere den Schlauch zusammen. Luft im Bauch bläht. Die Schwester steckt die gefüllte Spritze auf den roten Nippel, drückt langsam den Stößel durch. Den ersten Schub sieht man weiß durch das Plastikröhrl schießen. Das Füttern dauert zwanzig Minuten. Dann stöpselt die Schwester die rote Öffnung zu. Nippel drüber. Sie kurbelt den aufgestellten Kopfteil des Bettes wieder hinunter. Irene legt den Schlauch hinters Ohr. Der rote Nippel baumelt seitlich vom Polster.

Warum ist Irene im Bett?

Aufstehverbot, sagt die Schwester. Sie hat wochenlang die Sondennahrung wieder herausgekotzt.

Ich will das nicht. Weder eine Magensonde noch ein Aufstehverbot. Ich esse von allein.

Es wird nicht gehen, sagt der Doktor, aber probieren Sie es halt.

Die Diätassistentin bespricht mit Dali eine Viertausend-Kalorien-Diät.

Wollen Sie mich umbringen.

Dali sitzt auf dem Gang. Das hintere Ende des Ganges

ist als Raucherecke eingerichtet. Radio auf Ö drei, Sofas mit Sofatisch, Zeitungen.
Hier werde ich verrückt.
Janis Joplin, *Cry Baby,* sehr laut. Dali bricht in Tränen aus. Wie lange hat sie nicht mehr geweint. *Cry Baby.* Sing mir *Maybe,* Dali, bitte, und *La luce rossa,* jetzt *Chelsey Hotel* und *E poi ancora in alto.* Ob sie einmal wieder singen wird. Im Kehlkopf sitzt ein Kotzbrocken. Sie wird sich von David ihren Radio bringen lassen. Leonard Cohen, Van Morrison, Dire Straits, Bob Dylan.
Was haben Sie denn? Rosi legt ihren Arm um Dalis Schulter.
Es ist nichts. Nur Selbstmitleid, wissen Sie.
Das versteht Rosi nicht. Sie hört nie zu reden auf. Redezwang. Das hätte Dali gerade noch gefehlt. Rosi erzählt von ihren zwei Selbstmordversuchen. Den Blödsinn, den sie gemacht habe. Vom zweiten hat sie ein steifes Bein und einen verkrüppelten Fuß.
Frau Walter sitzt von früh bis spät auf dem Gang. Sie hat hundertvierzig Kilo. Einssechzig und hundertvierzig Kilo. Wenn Dali zwei Wochen ihr Gast wäre, hätte sie bestimmt fünf Kilo drauf, verspricht sie. Hat die eine Ahnung.

Halbzue Lider, fahle Haut, teigige Wangen, schleppender Gang, der Mund ein nach unten hängender Strich, Kopf zwischen den Schultern.

Depression. Tranquilizer, Gemütsaufheller, Neuroleptika, Psychosedativa.

So weit will Dali nicht kommen.

Bulimiepatienten, Asthmatiker, Zwangsneurotiker, Angstphobien. Dali ist sehr gesund, im Vergleich. Mit all dem will sie nichts zu tun haben.

Darf ich hinaus, Schwester.

Sie sind hier nicht strafversetzt. Wenn Sie bitte zum Essen wieder da sind …

Dali setzt ihre Unterschrift auf einen gelben Schein, auf dem „Erklärung" steht. Sie liest nicht, was sie erklärt. Sie geht den Innrain entlang.

Wie macht sie es nur. Einfach abhauen. Einen Brief schreiben. Mit dem Doktor reden.

Eine Woche will sie warten. Eine einzige Woche. Schule geht nicht mehr, Haushalt auch nicht, David genauso wenig.

In der ersten Nacht bekommt sie ein Rohypnol.

Wozu?

Damit Sie schlafen.

Ich schlafe vor Erschöpfung.

Um acht weckt sie der Pfleger. Der Rücken brennt.
Wie geht's?
Wie oft fragen Sie das in Ihrem Leben.
Das Nachthemd klebt auf der Haut.
Was habe ich da?
Sie wissen nichts?
Dali ist in der Nacht aus dem Bett gefallen. Hat sich die Wirbel blutig geschlagen. Die Bettnachbarin hat gemeint, ein Haufen Holzscheiter sei umgefallen. Toni hat sie ins Bett gehoben. Sie ist von all dem nicht aufgewacht. Später einmal wird ihr Toni erzählen, es sei sein bisher größter Schock gewesen. Mit den Armen unter einen Körper greifen, aufheben wollen, und die Arme gehen in die Luft, als trügen sie Federn.
Vögel, Toni, Vögel.
Die haben hier nichts kapiert, weiß Dali. Wenn sie Rohypnol nicht nach dem Körpergewicht dosieren können, was machen sie sonst noch mit mir. In einem karierten Stoffsack sammelt sie alle bunten Pillen, die man ihr am Morgen in eine viergeteilte blaue Schachtel mit Schiebedeckel legt. Nach vier Monaten wiegt der Sack einen Kilo.
Dogmatil, Tryptizol, Akineton, Haldol, Mogadon, Librium. Ataraktika, Hypnotika, Psychotonika. Weil

der Leidensdruck zu groß war, wird der Professor bei ihrer Entlassung die Medikation rechtfertigen. Was weiß er vom Leidensdruck bisher.
Sie hat einen Fensterplatz im Viererzimmer. Großes, hohes Fenster mit breiter Fensterbank. Aus Bett, Stuhl und Nachtkastl schafft sie sich eine Koje. Sitzt mit dem Rücken zum Zimmer. Immer mit dem Rücken zum Zimmer. Liest. Strickt. Kopfhörer im Ohr. Auch in der Nacht.
Sie nehmen mir den Stöpsel nicht heraus, Schwester, nicht wahr. Auch nicht, wenn ich schlafe. Ich brauche das.
Morgen für Morgen liegt der Kopfhörer auf dem Nachtkastl.
Ein Selbstmordversuch, eine Klimakteriumdepression, eine Sexualneurose. Letztere amüsiert Dali. Bald lernt sie, dass nicht jede Unheimlichkeit zum Fürchten ist und schaut staunend ihrer Bettnachbarin zu, die vom Frühstück bis zum Mittagessen vor der ausgezogenen Schublade des Tisches steht, hineinstiert und mit den Zähnen mahlt.
Die Frauen im Zimmer sind wortkarg. Das ist Dali recht. Dafür klopft Rosi dauernd. Dali? Darf ich herein? Dali, nicht wahr, es ist eine Dummheit

gewesen, aus dem Fenster zu springen. Dali? Darf ich herein? Dali, ich kann nicht schlafen.
Das Essen im Speisesaal ist eine Folter. Alle essen mehr als Dali. Sogar die Depressionen. Und die Selbstmörder. Dali schmiert keine Butter in die Semmel. Dali isst keinen Nachtisch. Dali lässt den süßen Auflauf stehen.
Alle Patientenaugen stieren auf Dali. Alle schauen, ob, was und wie viel sie isst. Bevor sie einen Schreikrampf bekommt, rennt sie aus dem Speisesaal.
Essen Sie auch brav, fragt Frau Walter.
Schmeckt es Ihnen auch, Frau Dali, fragt Frau Höpfner.
Werden Sie auch schön zunehmen, fragt Frau Schuster.
Ich kotz euch alle an, brüllt es in ihr. Lassen Sie mich in Ruh', schreit sie in den Saal. Totenstille. Nach zehn Minuten weiß es das ganze Haus.
Was hat es gegeben?
Ich habe mich gehen lassen, Herr Professor.

Nach der ersten Woche hat Dali einen Kilo zehn mehr.
Wir setzen die Sonde, beschließt der Professor.

Was soll das. Sie hatten mir keine Bedingung gestellt.
Die Bedingung sind zwei Kilo pro Woche.
Das weiß ich erst jetzt.
Um zehn kommt die Schwester mit dem Schlauch. Frau Dali würde ein bisschen würgen, meint sie, deshalb würde sie ihren Gaumen betäuben.
Nicht nötig, Schwester. Ich bin an Schlimmeres gewöhnt.
Die Sonde rutscht mit Dalis Schluckbewegungen in den Magen. Die Schwester zieht mit einer Spritze Magensaft heraus. Die Sonde liegt richtig.
Schmerzen bei jedem Speichelschlucken. Schmerzen, wenn die Zunge an den Gaumen drückt. Schmerzen im Rachen. Wie bei einer Mandelentzündung.
Aus dem Nasenloch links baumelt das Plastikröhrl. Ein Klebeband hält es auf der Wange fest, damit es nicht wieder herausrutscht. Das freie Ende hinterm Ohr. Der rote Nippel baumelt auf der Brust.
Bring mir meine Kleider, David. Hier geht man nicht im Morgenmantel herum. Und ich gehe aus.
So gehst du aus?
Ich war schon ohne Schlauch zum Fürchten.
Ein neuer Rhythmus. Zweistundenrhythmus. Alle zwei Stunden ein Beutel Biosorbin. Alle zwei

Stunden vierhundert Kalorien. Achtmal am Tag. Macht zusammen dreitausendzweihundert Kalorien. Achtmal einen Liter weißlichen, dünnflüssigen Brei.
Getreidegeschmack. Polenta oder Weizen.
Sie können auch Schokolade-, Erdbeer- oder Vanillegeschmack haben.
Um Gottes Willen.
Es wäre Dali ein Leichtes, den Brei zu trinken.
Er gehört gespritzt.
Warum. Warum muss man sie vorsätzlich peinigen.
Sonde, rufen die Schwestern um sechs, um acht, um zehn, um zwölf, um vierzehn, um sechzehn, um achtzehn und um zwanzig Uhr. Strafe muss sein. Sie blasen ihr den Magen zum Ballon auf, der sich rasch in den Bauch hinunterschiebt.
Herzjagen, Schweißausbruch, Zittern, Dröhnen im Kopf.
Zwischen einer Mahlzeit und der anderen geht sie außer Haus. Innrain, Hötting, Maria-Theresien-Straße, Bahnhof, Goldenes Dachl.
Jedes Mal setzt sie vorher in einer blauen Mappe, die ihren Namen trägt, eine Unterschrift neben die Uhrzeit.

Sie kann nicht mehr lesen, nicht stricken, nicht denken, sie hat keine Ruhe mehr, seit der Schlauch aus ihrer Nase hängt.
Niemand sagt etwas, niemand fragt, warum sie dauernd am Rotieren ist. Manchmal bitten sie die Schwestern, Kaffee aus der Stadt für ihre Küche mitzubringen. Oder Cremeschnitten.
Dass sie alles aufschreiben, erfährt Dali erst spät.
Sie notieren, wann sie geht und wann sie kommt, was sie sagt und was sie tut, wie wenig sie sich mit den Patienten abgibt, wie viele Minuten sie in der Gangecke bei den anderen sitzt. Bei Dienstübergabe machen sie Rapport. Tagebuch für Professor, Doktor, Therapeut, Pfleger.
Sündendossier.
Die überwachen mich hier bis in die Poren.
Das ist harmlos, erzählt Irene. Vor zwei Wochen haben sie mein Nachtkastl ausgeräumt, die Matratze umgedreht, den Kasten geplündert. Sie haben Abführmittel gesucht, weil ich Durchfall hatte und es mit Biosorbin keinen Durchfall gibt. Ich muss im Bett aufs Klo, werde im Bett gewaschen, gekämmt, gefüttert. Sie putzen mir die Zähne.
Dali geht selten zu Irene. Da ist noch eine, die hungern

kann wie sie. Da ist noch eine, die redet genau so wie sie. Die hat dieselben Zwänge und denselben Spleen. Irene liegt schon zwei Monate auf Zimmer acht.
Wenn sie so weitermache, könne sie auch nach Hause gehen, soll der Professor gesagt haben, sie ließen sich hier nicht an der Nase herumführen, und ob sie nicht wisse, wem sie da auf der Tasche liege.
Montag ist Wiegetag. Angsttag. Was werden sie mit Dali machen, wenn sie nicht nach Vorschrift zugenommen hat.
Sie können gar nichts mit ihr machen. Sie lässt mit sich nichts machen.
Sie geht.
Sie hat einen Kilo zehn mehr. Viel ist das nicht. Der Vorschrift entspricht es auch nicht. Ein Kilo zehn ist genauso viel wie nach der ersten Woche. Der Esswoche.
Sie hasst alles hier und alle. Sie hasst diese Sonde, dieses Biosorbin, diese zwei Kilo zwanzig. Bis zum Samstag bleibt sie noch. Dann verschwindet sie. Es hält sie ja keiner. Sie ist ja freiwillig hier. Sozusagen.
Aus dem Abfalleimer vor der Toilette fischt sie eine gebrauchte Spritze. Getrocknete Biosorbinkrusten sind darin. Sie setzt die Spritze an den roten Plastik-

nippel und zieht Biosorbin heraus. Spritze für Spritze. Spritzt das Biosorbin ins Klo.
Ich bin immer noch schlauer als ihr alle.
Zwei Biosorbinbeutel sind achthundert Kalorien. Es wird ihr nicht gelungen sein, alles bis zum letzten Rest herauszuziehen. Sechshundert Kalorien vielleicht. Sechshundert bestimmt. Eine Tafel Schokolade hat sechshundert Kalorien. Kommt also auf dasselbe hinaus.
Ein Kastl für Vater, ein Kastl für … – nein, für Vater. Nur für Vater. Alle Kastln für Vater.
Ich lass mich von euch nicht füttern. Wenn überhaupt, dann esse ich selber. So viel ich will. Eine Tafel Milka. Lilablau.
Ein Vogel will sie bleiben. Oder sonst etwas Zerbrechliches, damit die ganze Grobheit um sie herum vor ihr Halt macht. Und erschrickt.
Sie und zerbrechlich, sagt der Professor. Das kauft Ihnen niemand ab.
Irene hat an den Montagen ihrer ersten Spitalszeit vor dem Wiegen einen Liter Wasser getrunken. Oder einen Stein in den Morgenrocksack gesteckt. Dumm sind die Anorexerln. Und kindisch.
Warum demütigen sie mich. Ich bin eine erwachsene Frau.

David kommt fast alle Tage. Mama oft. Sie gehen ins Café, das der Klinik gegenüberliegt. Dort hat Dali dreimal einen Ohnmachtsanfall. Neben Mama. Allein nie. Neben David auch nie. Aber neben Mama.
Wir geben Ihrer Mama Besuchsverbot.
Das wäre ja noch schöner, Herr Professor.
Zwei Uhr in der Nacht. Dali sitzt bei den Schwestern. Zittert. Kriegt keine Luft. Woher kommen mitten im Winter diese Fliegen. Warum kriechen ihr im Schwesternzimmer Fliegen über die Beine. Zu den Knöcheln hinunterperlende Tropfen.
Angstschweißtropfen.
Ameisen auf dem Rücken. Kriechende Ameisen bis zum Haaransatz.
Ich werde sterben, Schwester Klara. Jetzt muss ich sterben. Und Sie können hier alle nichts mehr für mich tun. Ich will noch nicht.
Die Schwestern sagen kein Wort. Wo sie doch sonst so gesprächig sind.
Diese elenden Theorien.
Suchtmechanismus. Familienkonstellation. Verweigerte Weiblichkeitsrolle. Vaterkomplex.
Jetzt sagen sie nichts. Aber sie werden alles in ihr Protokoll schreiben. Für die Morgenbesprechung.

Mogadon. Da, nehmen Sie das.
Das Mogadon schnippelt Dali zwischen Daumen und Zeigefinger im Gang in die Luft. Es klirrt leise, tanzt auf dem Steinboden. Ihr Schuh zermahlt es zu weißem Staub.
Ich will nicht gestopft werden wie eine Martinigans. Ich will endlich den Riegel aus dem Kopf haben. Es muss mir hier doch einer sagen können, dass ich essen darf.
Satt ist sie nie. Nicht nach viertausend Samstagkalorien, nicht nach dreitausendzweihundert Biosorbinkalorien. Nur immer voll. Gesteckt voll.
An jedem Samstag wird der Magenschlauch erneuert. Von Samstag auf Sonntag schläft Dali wie ein Gott. Warum sind immer die Samstage göttliche Tage. Sabbath. Shalom.
Montag. Wiegetag.
Sechzehn Montagwiegetage und sechzehn Angstmorgen.
Hausaufgaben gemacht? Ein Kilo zehn oder ein Kilo achtzig, zwei Kilo oder ein Kilo null.
Strafe. Belohnung. Vorwurf. Trost.
Die Entmündigung gehört zum Programm.
Ihre Beine sind dick. Ödeme. Hungerödeme. Dali

drückt ihren Zeigefinger in die glasige Haut. Es dauert lange, bis sich die Grube wieder füllt.
Am fünften Montag setzt sich Dali die Sonde selbst.
Am sechsten Dienstag reißt sie sich den Schlauch aus der Nase, schleudert ihn ans Fenster.
Weiße Breispuren auf der Scheibe. Die Frauen im Zimmer schreien.
Sie hält die Pfleger nicht mehr aus. Wie sie die Temperatur des Breis prüfen. Wie sie einen Tropfen auf ihren Handrücken rinnen lassen. Wie Mütter mit der Milchflasche.
Ich bin kein kranker Vogel.
Pflasterallergie. Der Streifen, der den Schlauch auf die Wange pickt, wird ein entzündetes, wässerndes Mal. Stigmata.
Es gibt Pflastersorten genug. Hautfarben, hellbraun, rosarot, weiß. Eines passt immer.
Ich bin hier, um essen zu lernen, und sie tun mir Gewalt an. Wer über mich bestimmt, das bin ich. Für alle Zeiten und in Ewigkeit. Ich allein.
Sie will kein anderer Mensch werden. Nur gesund. Nicht gesundgebogen.
Die Masken der Patienten auf der Station machen ihr Angst. Diese Puppen, die auf den gesunden Schienen

laufen. Verhaltenstherapieschienen.
Ich bin ich.
Unglücklich oder weniger.
Dali, eben Dali.

Der Herr Professor bittet zum Gespräch. Von vierzehn Uhr dreißig bis fünfzehn Uhr dreißig.
Ich habe nichts mehr zu sagen. Sie wissen alles, Herr Professor. Lassen Sie mich in Frieden mit Ihrem angelernt zuhörenden Personal.
Vater, die wollen mir dich austreiben.

Nachts erotische Träume. Schwül und wüst.
Dumme Gans, sagt der Professor, weil Dali die Beine nicht hochnimmt, wie er es wünscht.
Eine dritte Anorexie wird eingeliefert.
Wir haben alle dieselben billigen Tricks. Ich bin keine Einzelausgabe. Ich will mit diesen hungernden Mädchen nichts zu tun haben.
Die Therapeutin klaubt sich die Patienten wie eine Kindergartenschar zusammen. Wir gehen schwimmen.
Dali nicht. Dali geht ins Hallenbad am Innrain. Ins neue. Und allein.
Sie kommen mit uns!

Was ist der therapeutische Zweck?
Dalis Isolation ist allen im Haus eine Verstörung. Man schreibt sie auf die schwarze Tafel für die Turnstunde, auf die schwarze Tafel für die Musiktherapie, auf die schwarze Tafel zum autogenen Training, zum Schwimmen, zum Spazierengehen.
Nein. Verweigerung.
Dali kann wieder lesen. Sie liest tausend Seiten *Jahrestage,* tausend Seiten Gesine Cresspahl, tausend Seiten Marie, tausend Seiten Uwe Johnson. Und strickt wieder. Zwei Bett-, drei Tisch- und vier Wanddecken. Effektgarn, haarfein. Bunt. Glanzfarben. Die können mich alle.
Fürchten sich die Pfleger vor Dali? Sie schieben einen Kollegen vor, rufen nach einer Schwester, sagen, es komme die Therapeutin.
Sie sind so anstrengend, Frau Dali.
Am Innrain spazieren Liebespaare. Auf der Innbrücke halten sich Liebespaare umschlungen. Auf den Parkbänken schmusen Liebespaare. Dali kann keine Liebespaare mehr sehen.
Sie soll für die Medizinstudenten der Uni ihre Krankheit zur Schau stellen. Videoclip.
Vorausgesetzt, dass man sie nicht wiedererkennt, ist es ihr egal.

Sie darf sich einen Kontrolldurchgang anschauen. Und erschrickt. Stürzt aus dem Aufnahmestudio. Zum ersten Mal sieht sie, wie sich ein Vierzig-Kilo-Körper bewegt. Wie der Oberschenkelhalsknochen hüpft, wie die Knie vorstehn, wie sich die Beckenschaufel verschiebt, wie die Orang-Utang-Arme baumeln, wie die Unterschenkel schlenkern, wie sich der Brustkorb hebt, die Schultern krümmen. Makabres Spiel. Sie trinkt eine Melange mit Schlagobers, in dem der Löffel steckt.
Ein Vorschlag, Herr Professor.
Wenn Sie meinen …
Der Professor kann ihr ja nicht alles verbieten. Also trinkt sie von nun an den Biosorbintopf achtmal am Tag leer, bleibt hinterher eine Stunde in der Kammer sitzen, die über eine Glasluke vom Schwesternzimmer aus einsichtig ist. Vor dem Schlafengehen isst sie eine lilablaue Milka.
Innen ist ein Widerstand zusammengebrochen.
Ich habe sieben Jahre gut, Herr Professor. Wo bekomme ich die sieben toten Jahre wieder zurück.

Gewitter. Wolkenbruch. Murenabgang. Die Straße vom Brenner nach Bozen ist gesperrt. David muss in Innsbruck übernachten.

Ich gehe mit meinem Mann, Herr Professor.
Drei Tage später menstruiert Dali. Sie küsst das Blut.
DONNA!
Das dürfte ich Ihrer Tabelle nach noch gar nicht, nicht wahr, Herr Professor?
Richtig. Frühestens mit vierundfünfzig Kilo.
Ich menstruiere, wenn ich verliebt bin, wissen Sie.
Dali hat nicht geschlafen. Sie hat sich David angeschaut. David, ich liebe dich. Sie hat seinen Körper genossen. Sie hat an nichts anderes gedacht als an ihre und Davids Lust. Sie wäscht sich seinen Geruch nicht von der Haut.
Fünfzig Kilo.
Den Innrain entlang singt sie vor sich hin. *Will be a shield for me, a shield against the enemyyyyyyy …*

In zwei Wochen oder in drei darf sie nach Hause.
Zu David.
Nur David wird nicht mehr können. Nicht mehr.
Antworten Sie, ohne nachzudenken. Was möchten Sie sein …, als Frau?
Ein Vamp, Herr Professor.
Sieben auf einen Streich?
Ja, sieben auf einen Streich.

David holt sie ab. Vierundfünfzig Kilo. Er wird sie noch oft zum Professor bringen.
Dann wird sie allein zu ihm fahren. Monatelang. Einmal in der Woche. Jeweils von vierzehn Uhr dreißig bis fünfzehn Uhr dreißig.
Ohne Couch. Rauchend im Sessel einander gegenüber.
Wie tapfer Sie kämpfen, sagt der Professor.

Nicht zurückschauen.
Den Weg kennt sie blind. Draußen in der Anichstraße wartet Lui.
Please, let me start again ...

Helene Flöss, geboren 1954 in Brixen/Südtirol, lebt seit 1992 im Burgenland. Veröffentlichungen in Zeitschriften, Anthologien und im Rundfunk. Bei Haymon sind u.a. die Romane *Briefschaften* (gemeinsam mit Walter Schlorhaufer, 1994), *Schnittbögen* (2000), *Löwen im Holz* (2003) und *Brüchige Ufer* (2005) erschienen.

Helene Flöss gehe es in ihren Erzählungen sehr oft „um das Scheitern, um das Zuspätkommen im Leben“, meint Elmar Ausserer in seiner Rezension des Bandes *Spurensuche.* Dabei entwerfe sie „illusionslos und mit scharfem Blick, aber ohne umständlich zu sezieren und oberflächlich zu psychologisieren, schlüssige Parabeln vom unerfüllten Dasein“.

Auch die Erzählung *Dürre Jahre* umkreist dieses Gefühl, zu spät gekommen zu sein, am Rand zu stehen: Helene Flöss erzählt darin die Geschichte von Dali, einem Mädchen aus geordneten Verhältnissen, das an *Anorexia nervosa* leidet – an Magersucht. Sie erzählt von der quälenden Fixierung jedes einzelnen Gedankens auf das Essen, sie erzählt vom automatisierten Kalorienzählen, von dem nicht einmal die Hostie in der Kirche ausgenommen wird, sie erzählt vom permanenten Hunger, der Tische voller köstlicher Gerichte in ihre Träume zaubert, sie erzählt von der Einteilung der Tage in die Stücke eines Apfels, die sie zu sich nimmt, und sie erzählt von der Sehnsucht, leicht zu sein – leicht wie eine Feder.

„Rein gar nichts wird beschönigt. Sätze, oft nur Worte, stehen protokollartig nebeneinander, bestechend einfach, bestechend klar. Flöss kreist die Krankheit in einem Stakkato feinbitterer Wahrnehmungssplitter ein.“
(Maria Renhardt, Der Standard)

„Helene Flöss, die mit subtilen Psychogrammen von Aussenseitern bekannt geworden ist, schreibt ihre Moritat mit routinierter Betroffenheit und offenkundig authentischer Einsicht.“
(Paul Jandl, NZZ)

„Präzise und unaufdringlich, quasi mit Bleistift zeichnet sie die Gedanken- und Erlebniswelt der Kranken nach, bewegt sie sich – auch sprachlich – sicher in ihrer Südtiroler Heimat. Flöss hat eine, was den Umfang betrifft, magere Erzählung geschrieben, ein entschlacktes, geradezu skelettiertes Stück Prosa, das seinem Objekt kongenial angemessen scheint.“
(Daniela Strigl, www.literaturhaus.at)